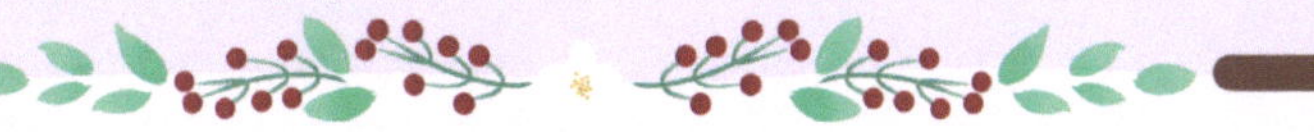

La Niña Con Manchas "Café-au-Lait"

Sonia Y Meléndez & Jamaly

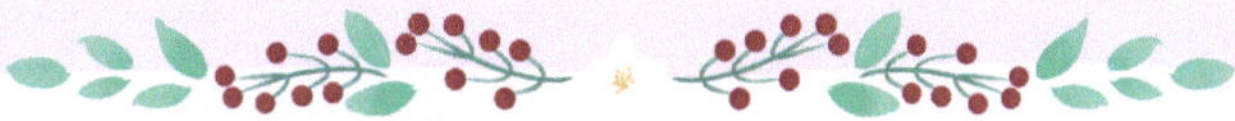

Descargo de responsabilidad. El contenido disponible en este libro es solo para fines informativos y educativos y no es un sustituto del juicio profesional de un profesional de la salud en el diagnóstico y tratamiento para pacientes con NF. La información compartida no está destinada a ser utilizada por el lector para ningún propósito de diagnóstico y no es un sustituto del consejo médico profesional. Siempre busque el consejo de un médico u otro proveedor de salud calificado con cualquier pregunta que pueda tener con respecto a una condición médica.

NF NF NF NF NF NF NF NF NF NF NF NF NF NF NF NF NF NF NF NF NF NF NF

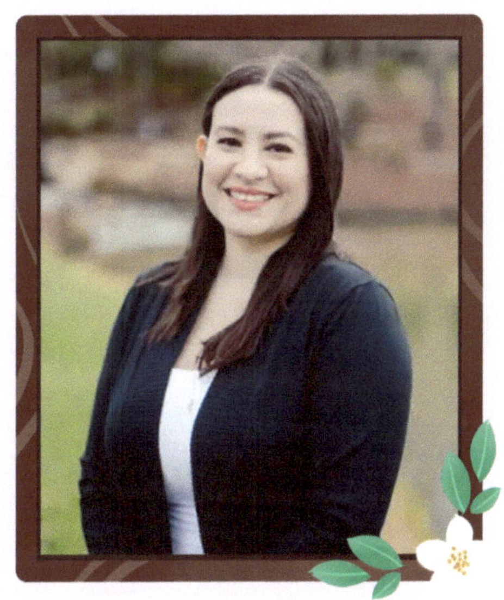

Hola, mi nombre es Sonia Meléndez, una madre que ama a su hija incondicionalmente. Escribí este libro con el propósito de compartir lo que he aprendido mientras andamos por el camino de la neurofibromatosis con mi hija, Jamaly/Jamy. Espero que esta información ayude a muchos padres a entender NF; por lo tanto, se puedan sentir lo suficientemente cómodos para explicárselo a sus hijos.

Las definiciones de las palabras identificadas con un *asterisco se pueden encontrar en las páginas 22 y 23. Esto le ayudará a tener una mejor comprensión de NF a medida que lean.

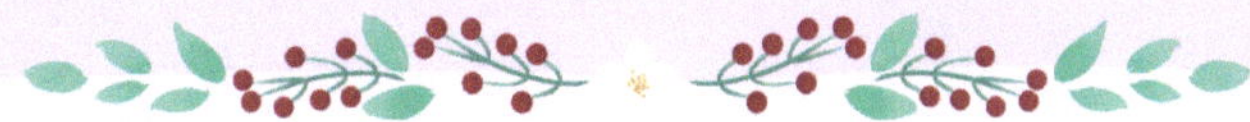

A Jamalyvett (Jamaly/Jamy). Eres un alma hermosa que tengo la bendición de llamar mi hija. Tú eres mi inspiración y razón para ser. Jamy es una joven luchadora con NF que ha pasado por tanto en su corta vida. Ha estado en situaciones muy delicadas de vida/muerte en múltiples ocasiones, pero siempre sale victoriosa y nunca deja de sonreír.

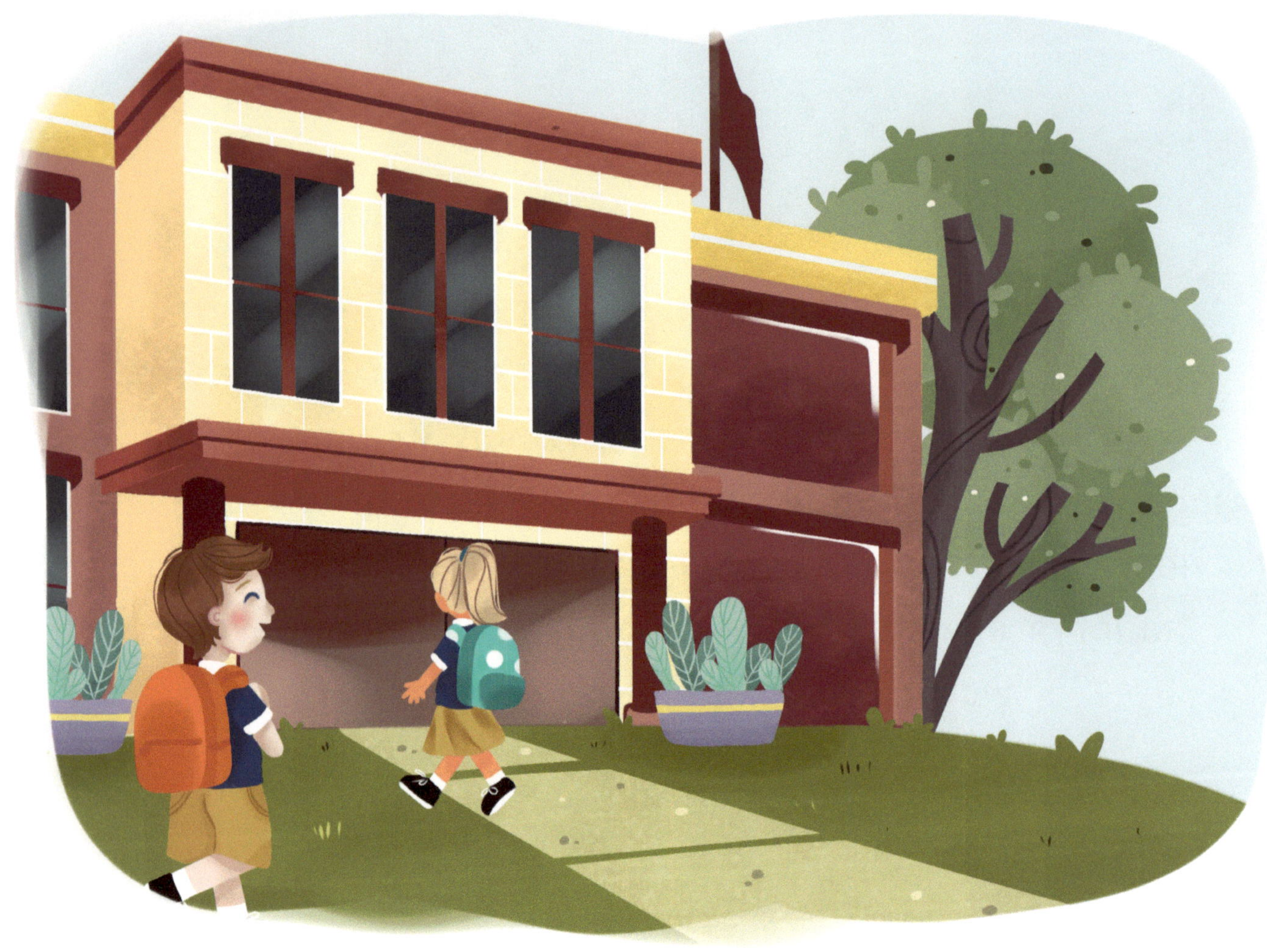

Hola, mi nombre es Jamy. Soy una niña de 6 años que nació con una *condición genética conocida como *Neurofibromatosis, en donde *tumores crecen en el *sistema nervioso. Esa es una palabra grande, lo sé, y es un poco difícil de decir. ¡Pero puedo ayudarte a decirlo! Aplaude y di en voz alta conmigo: *Neu-ro-fi-bro-ma-to-sis.

También puedes decir NF, ya que es más corto y mucho más fácil de decir. Desde que era una bebé, a mi madre y a mí nos han hecho preguntas constantemente sobre mi condición. Estos provienen tanto de niños como de adultos.

Puedes ver que tengo una gran "marca de nacimiento" color marrón en mi cuello. Estos son conocidos como *"café-au-lait". El término "café-au-lait" significa "café con leche" en francés, que se refiere al color de la marca de nacimiento y es uno de los indicadores de que tengo NF.

Ahora, compartiré las respuestas a las preguntas más comunes que me han hecho a mi madre y a mí. Esto le ayudará a entender más acerca de lo que es tener NF.

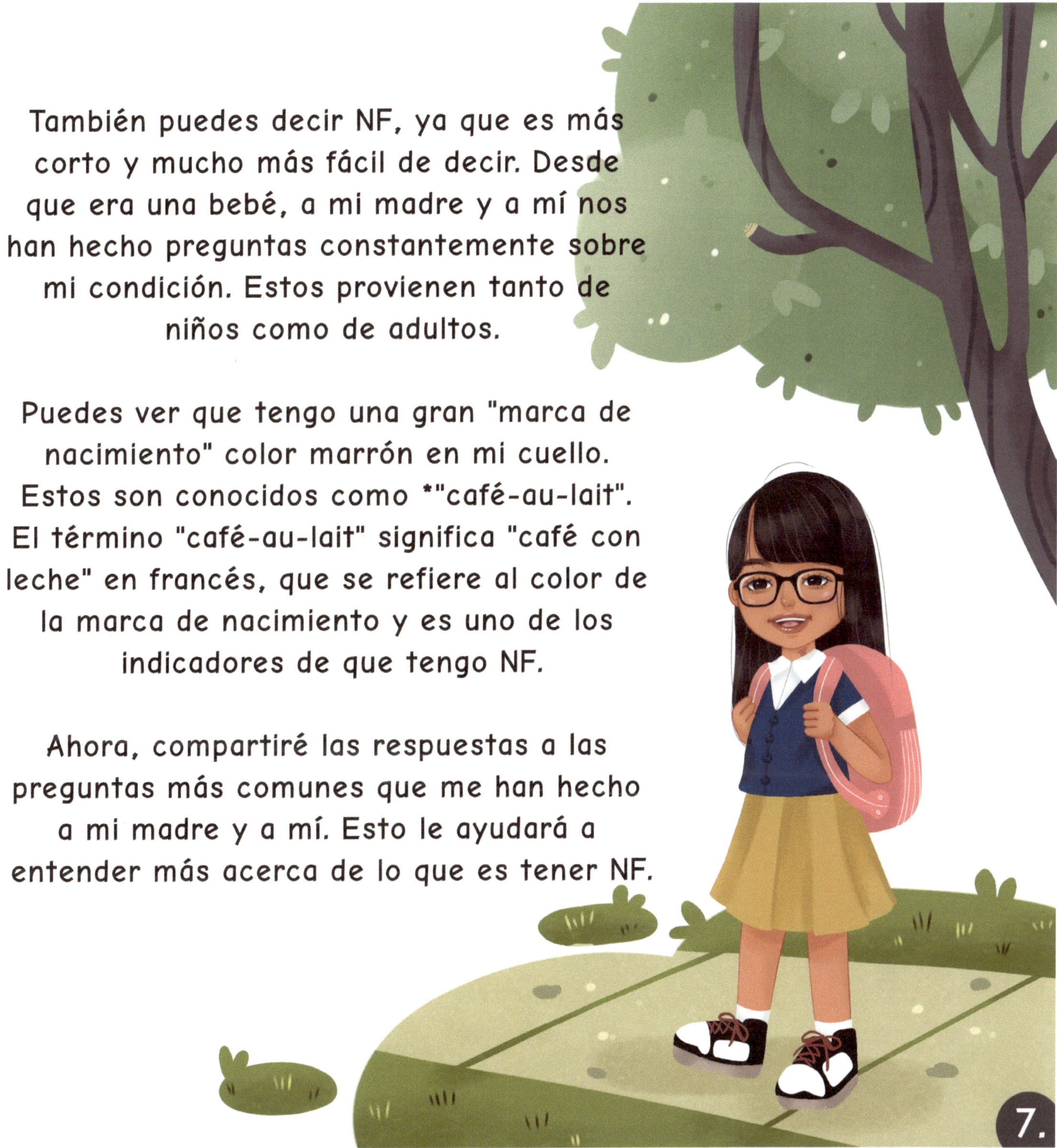

¿Por qué tiene NF?

En mi caso, como en muchos otros, fue
una *mutación espontánea que ocurrió
mientras me desarrollaba en el vientre
de mi madre. En los casos de otras
personas, es posible que la haya
*heredado de sus padres, y no hay nada
que pudieran haber hecho para
prevenirla. Es muy importante saber que
el NF no es *contagioso.

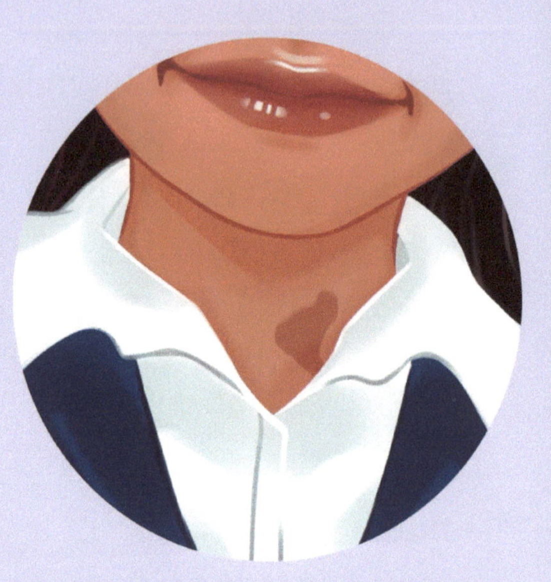

Duele los tumores/neurofibromas?

Bueno, depende de dónde aparezcan.
Algunos pueden aparecer en mi piel y
otros dentro de mi piel u órganos. En la
mayoría de los casos, pueden causar
picazón en la piel y si aparecen en un
área incómoda, podrían lastimarme o
sentirse incómodos. Cada caso es único,
y algunos pacientes con NF pueden nunca
presentar ninguno de estos indicadores.

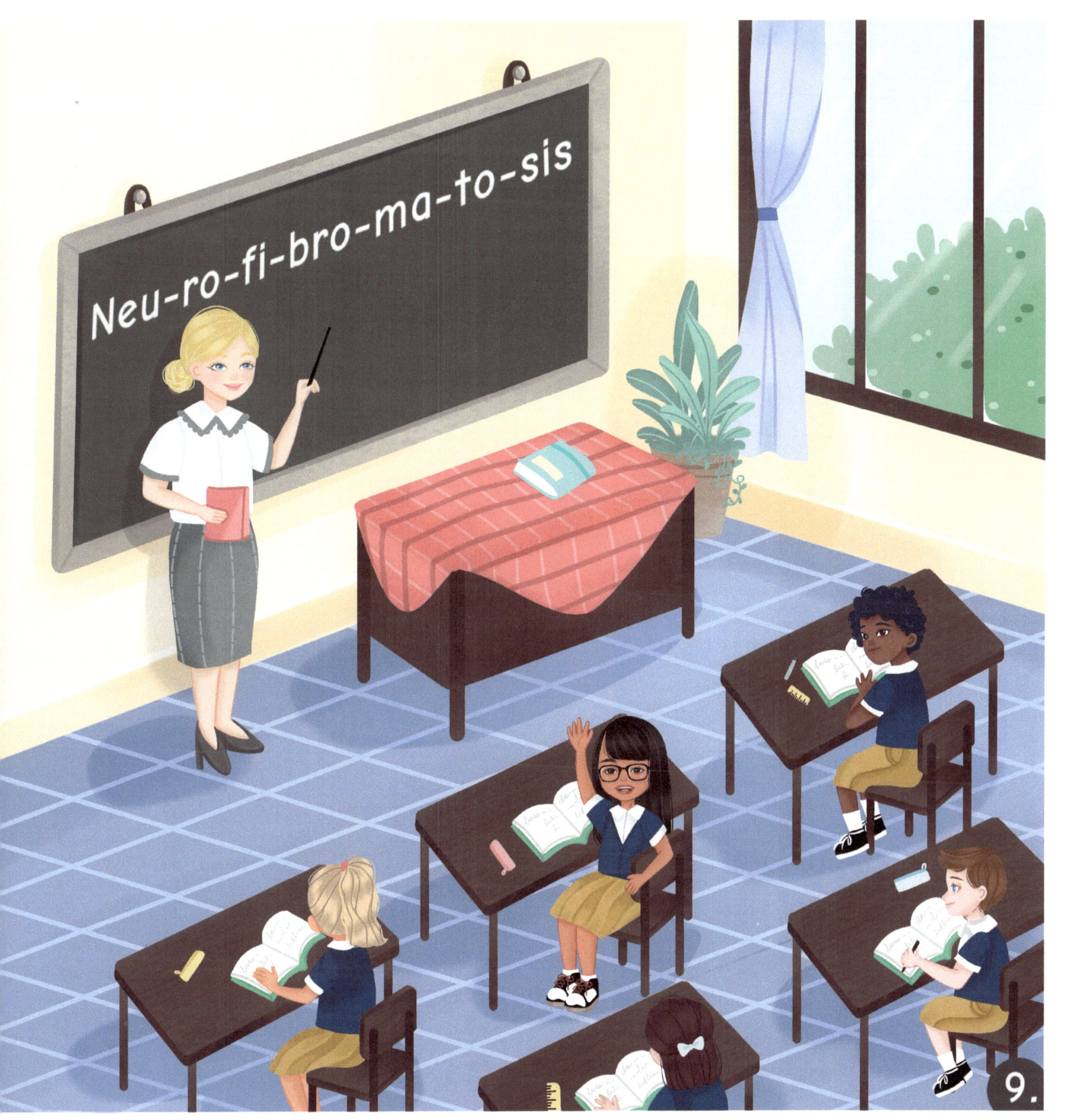

Neu-ro-fi-bro-ma-to-sis
9.

¿Por qué hablas gracioso?

Bueno, eso es porque (NF) a veces puede causar que alguien, como yo, tenga debilidad muscular (*hipotonía). Cuando hablamos, utilizamos unos 100 músculos que están tratan de trabajar juntos para ayudarnos a comunicarnos y hacer los sonidos correctos. ¡Pero no te preocupes! Si no puedes entenderme, por favor, solo pídeme que me repita. ¡Siempre apreciaré su paciencia!

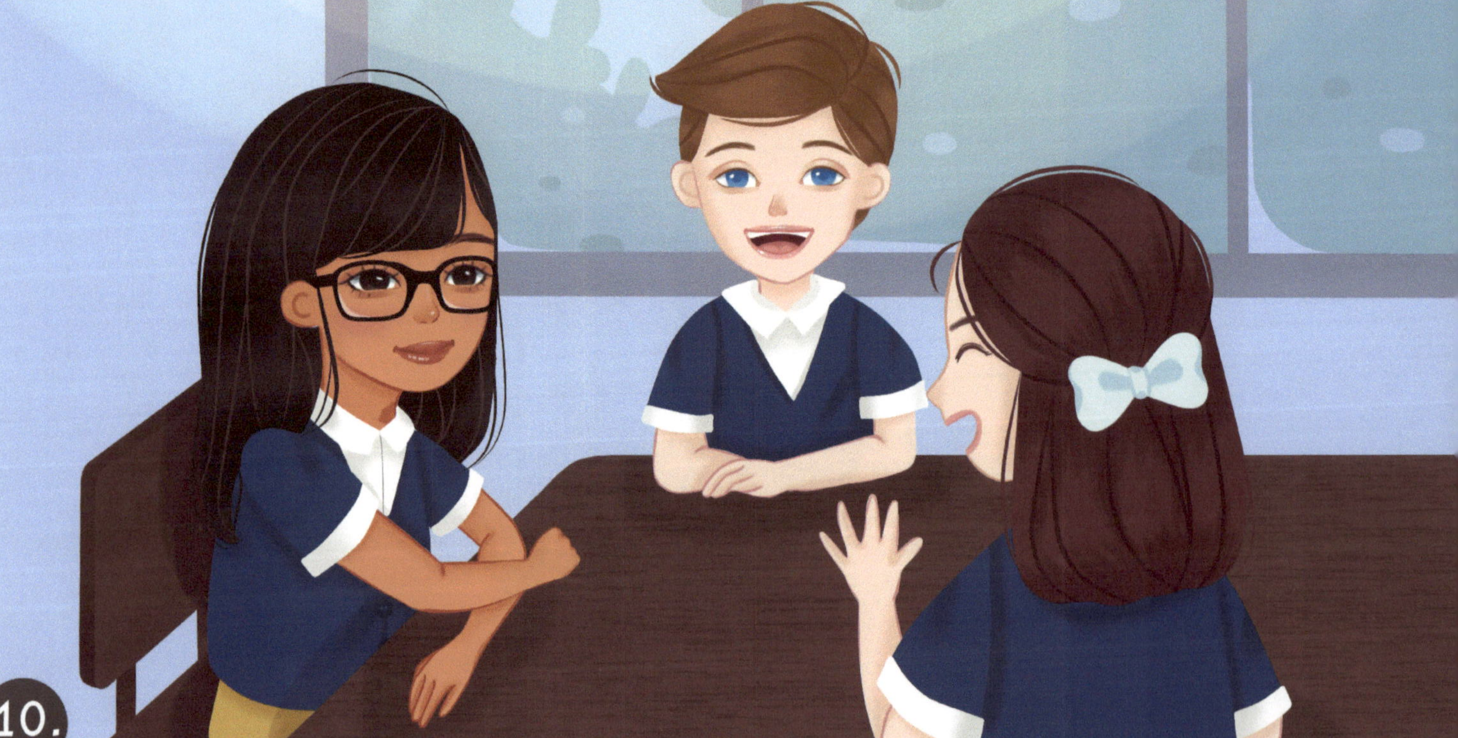

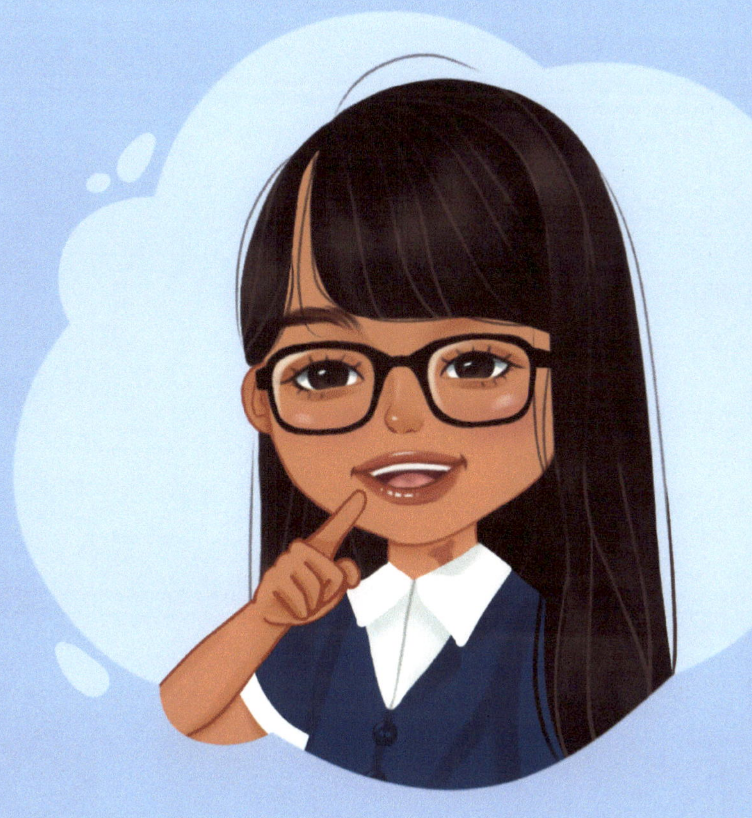

Ejercicio:

Intente hablar sin usar la lengua y vea si los demás pueden entenderlo.

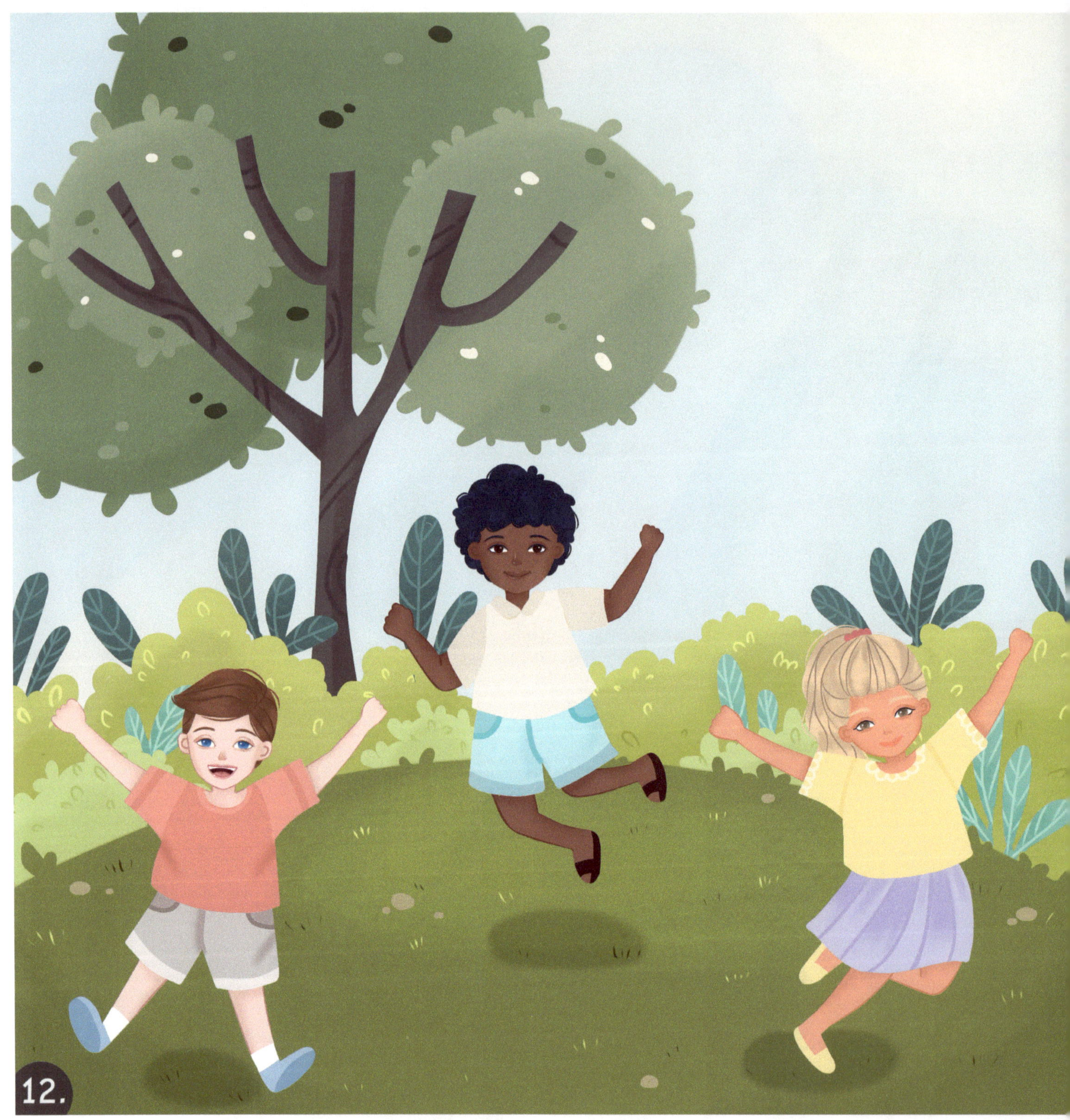
12.

Puedo saltar, pero solo un poco. Y me tomó muchas horas de práctica con mi *fisioterapeuta para poder hacerlo. Verás, mis músculos no son tan fuertes como deberían ser para mi edad. Pero está bien, no estamos compitiendo; ¡solo nos divertimos!

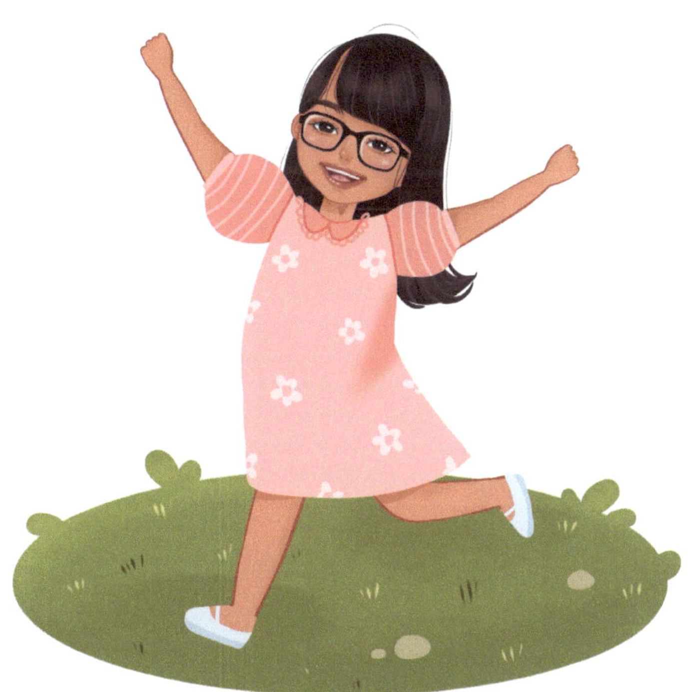

¿Puedes andar en bicicleta?

No puedo, tengo problemas para coordinar mis movimientos y balancearme cuando estoy en una bicicleta. Recuerda que todos los pacientes con NF son únicos, y algunos pueden tener problemas para aprender a andar en bicicleta y otros no. ¡Pero está bien, porque puedo hacer muchas otras cosas!

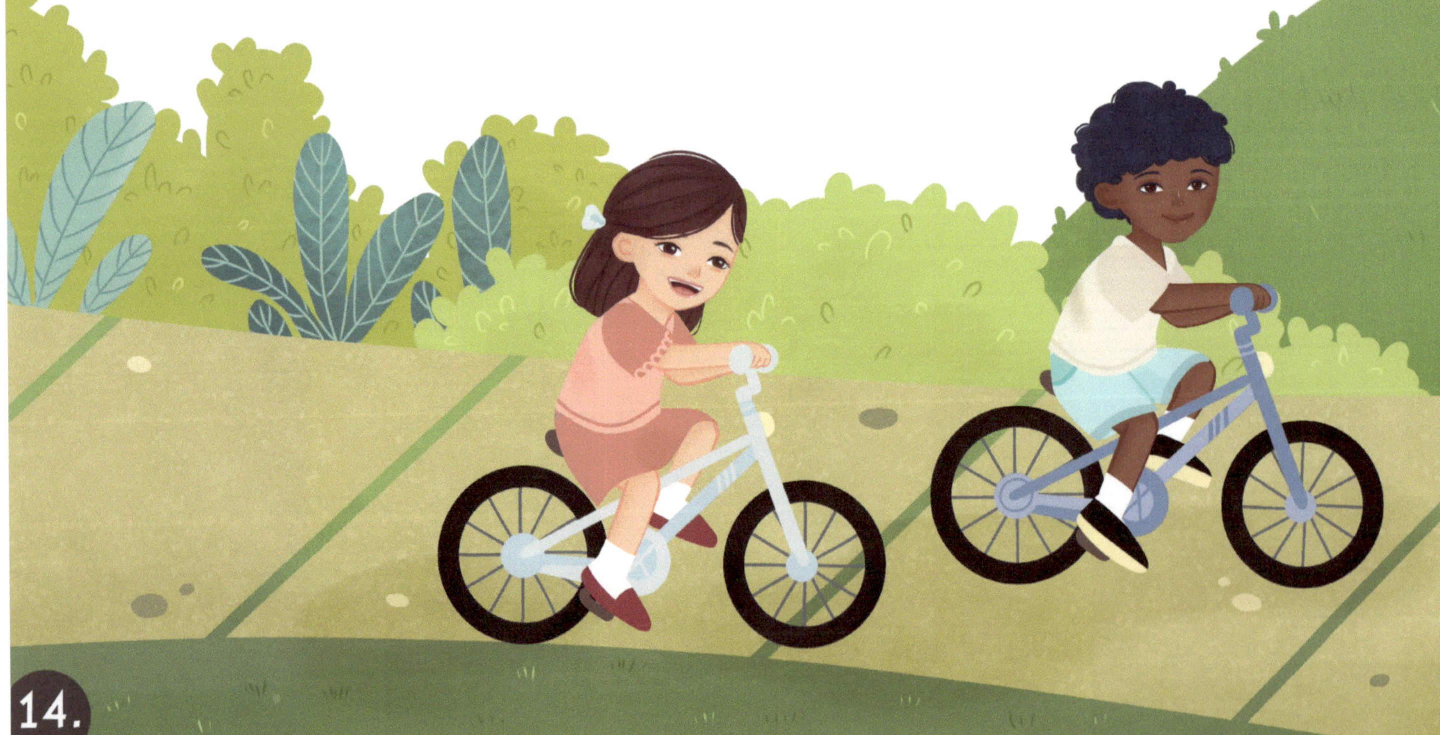

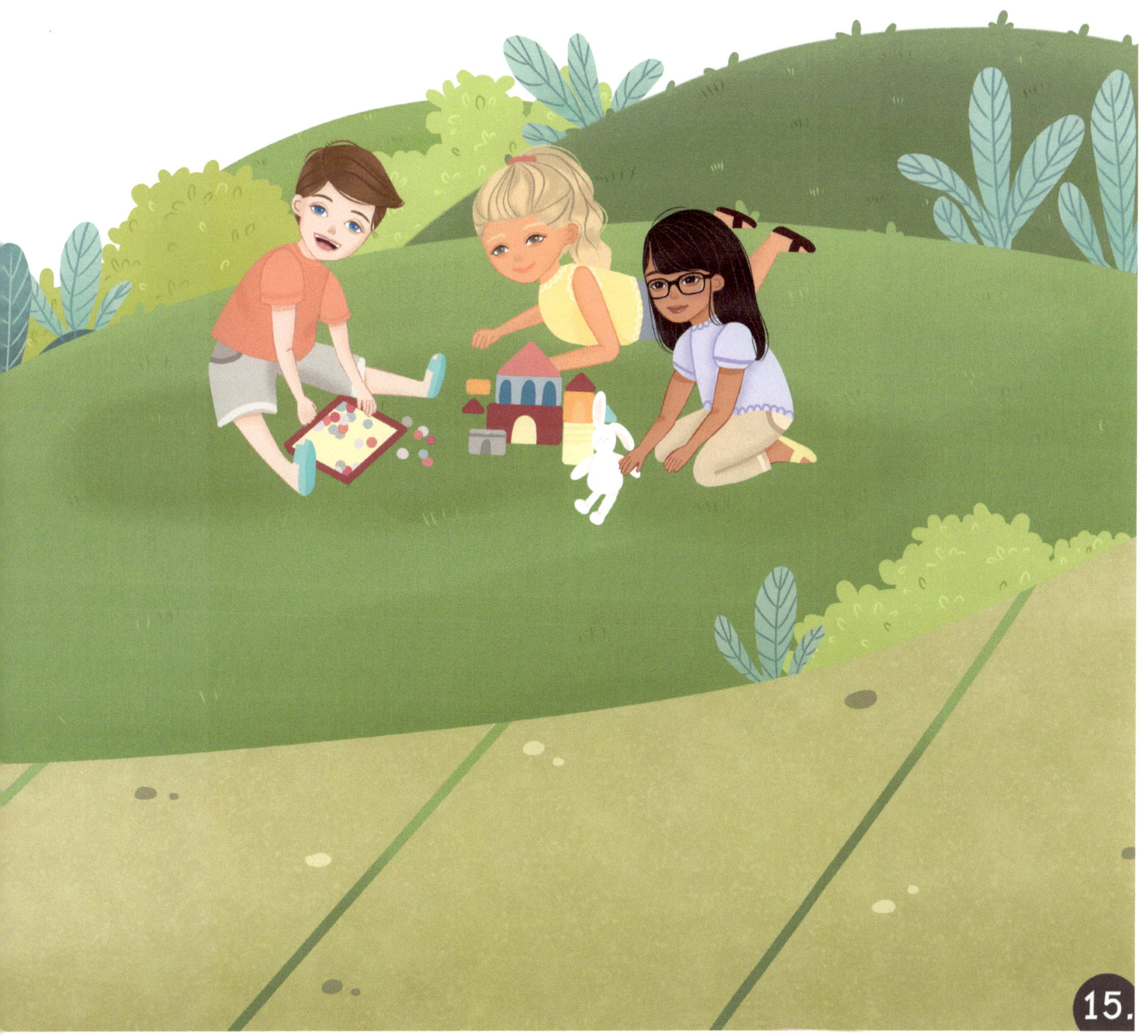

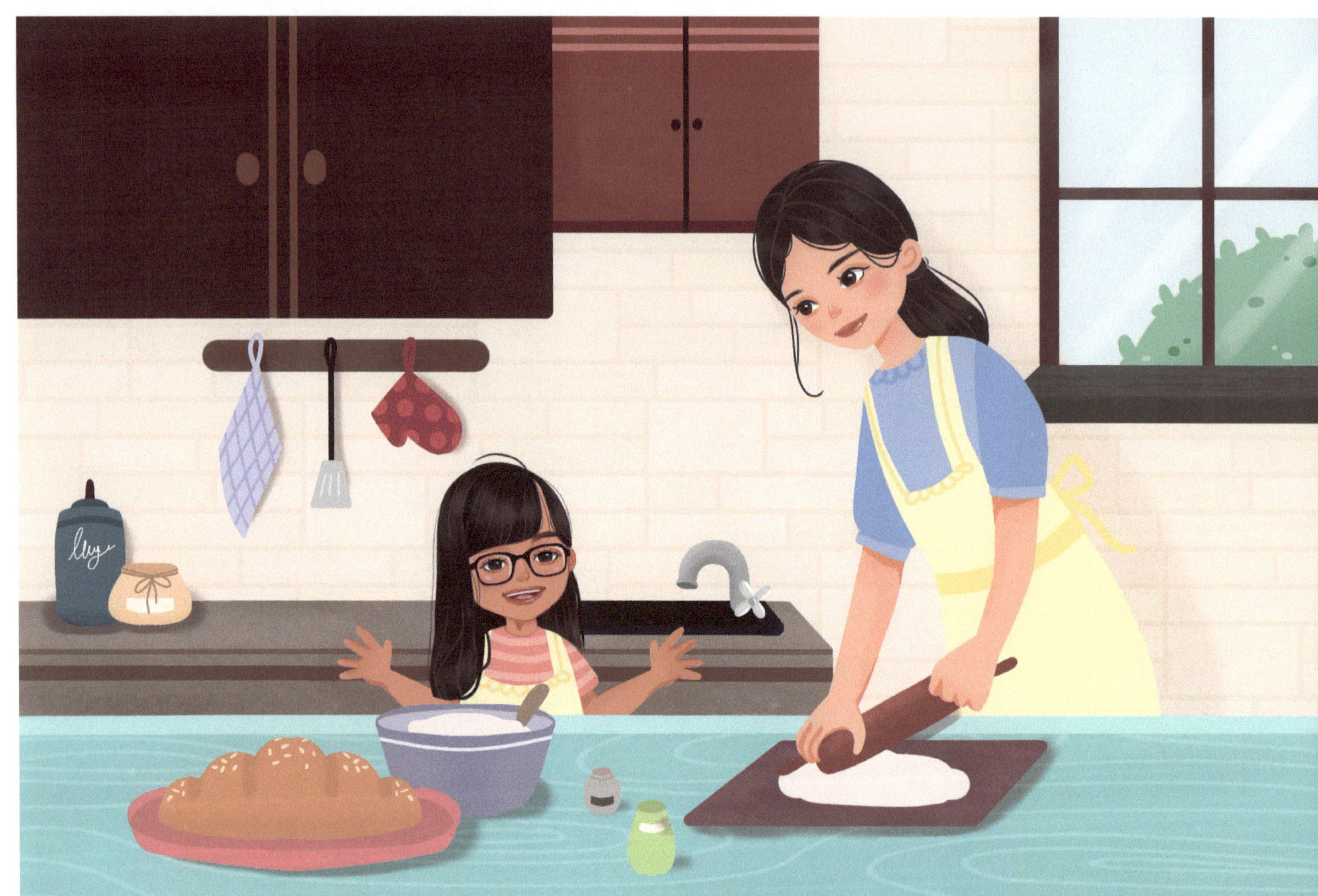

Puedo bailar, puedo pintar, puedo tejer, practico karate, y también me gusta hornear. Aprendí a hacer todas estas cosas con la ayuda de mi mamá.

¿Qué cosas te gusta hacer por diversión?

Ejercicio:

Comparte cosas que te gusta hacer por diversión.
Identifiquemos lo que puedes tener en común con
otros niños.

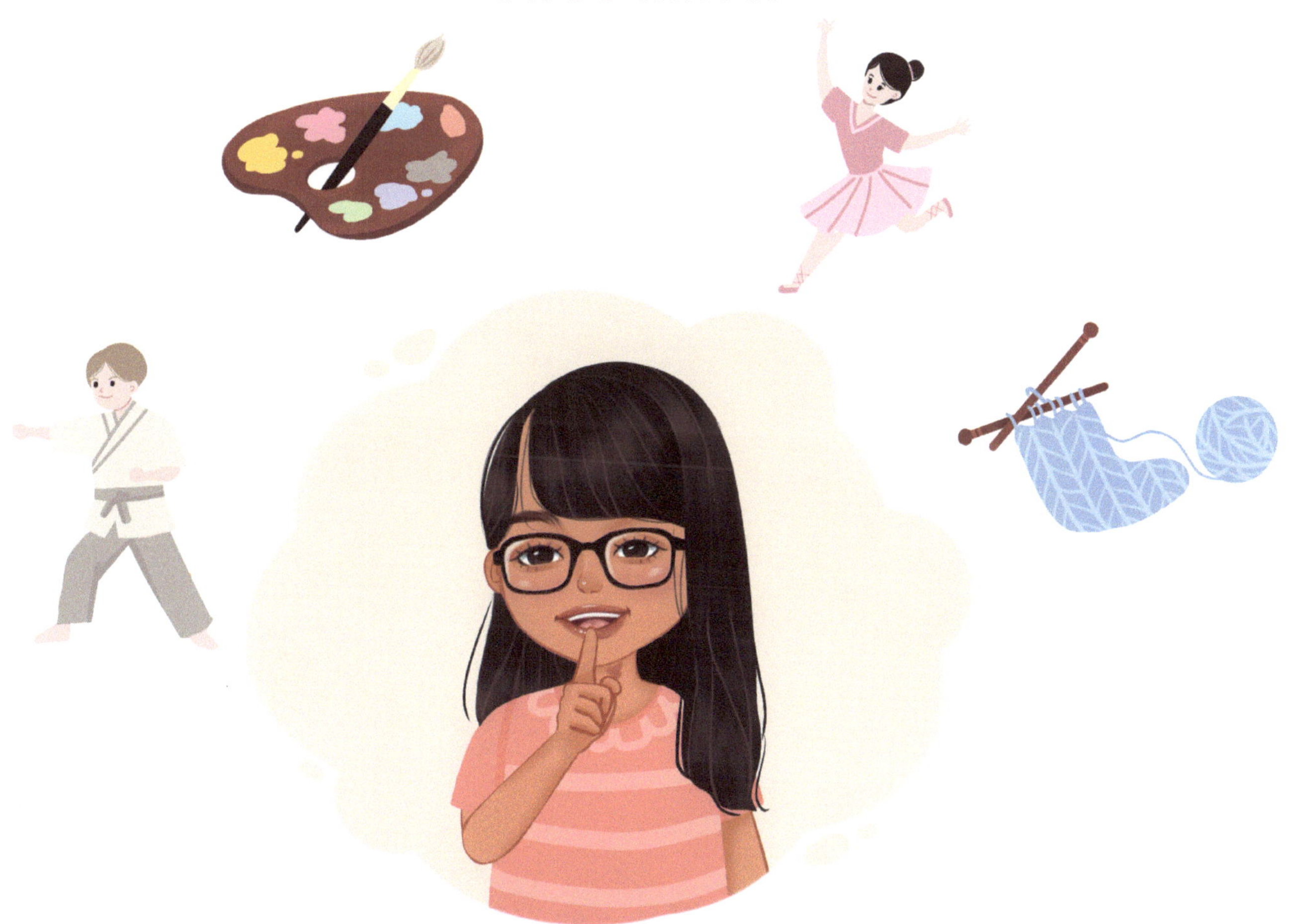

¿Por qué no puedes ver bien?

Debido a mi debilidad muscular, mis ojos también se han debilitado. Mi ojo izquierdo no funciona bien, ni se alinea con mi ojo derecho; esto se conoce como *estrabismo.

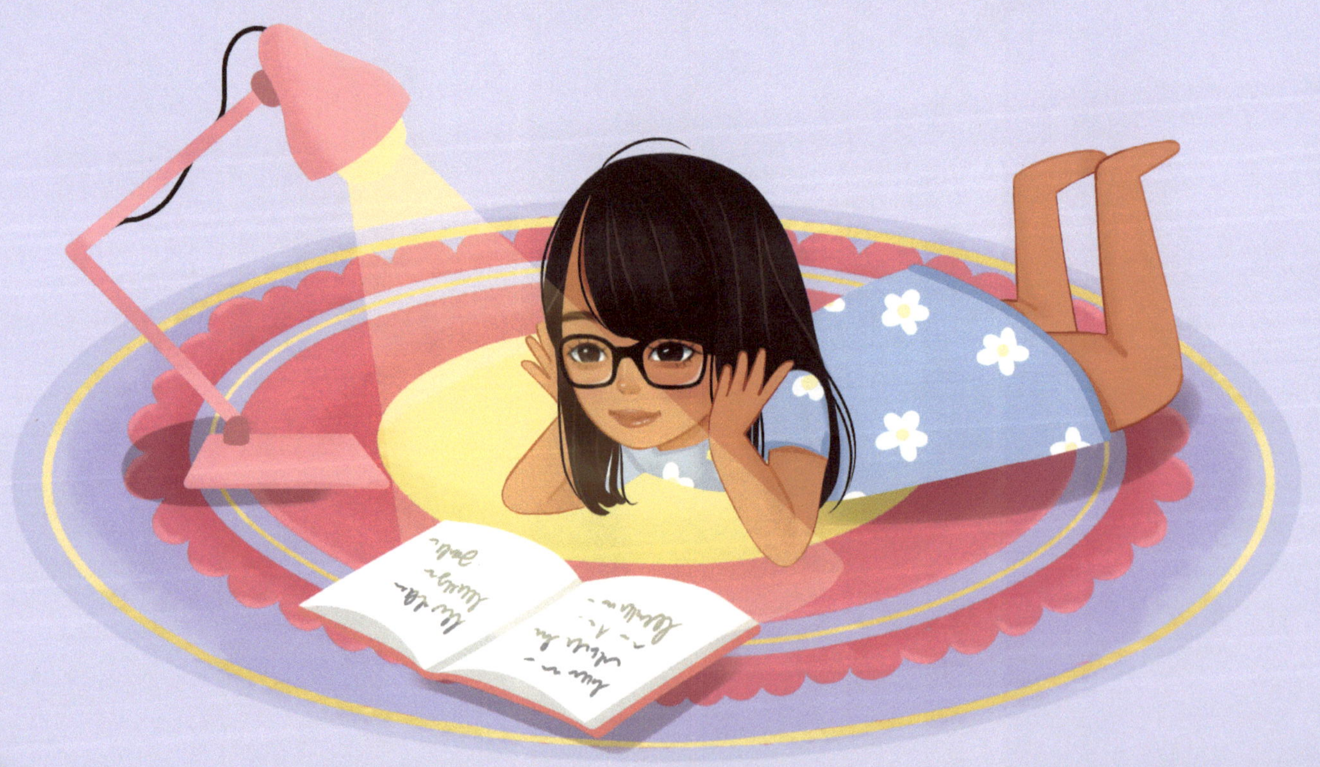

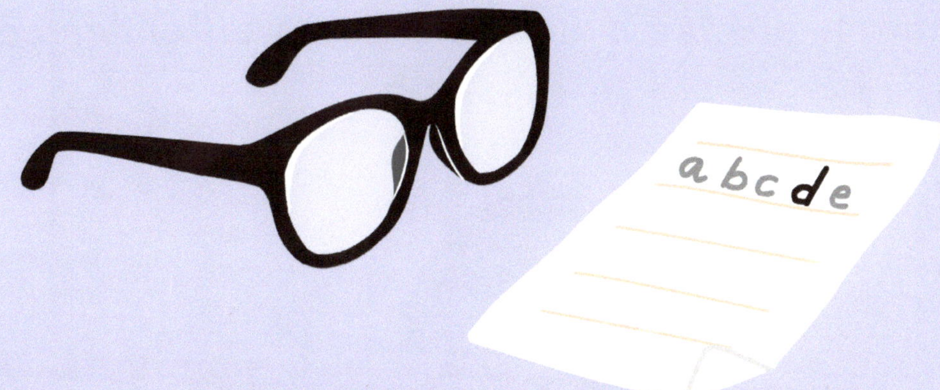

Ejercicio:

Puedes usar anteojos de plástico con lentes borrosas, pedirle al lector que encuentre una palabra o una carta para leer en voz alta y dejar que comparta su experiencia con poca visibilidad.

¡Oh, guau! Esto fue mucha información, ¿verdad?

Ahora tienes el poder del conocimiento.

Por lo tanto, puedes ayudar a otros a entender cómo
es tener NF.

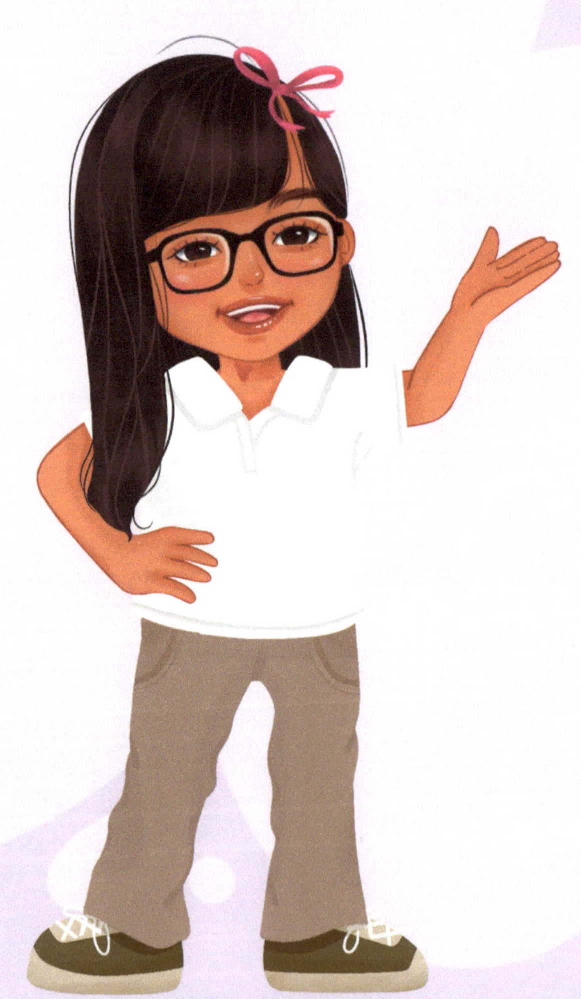

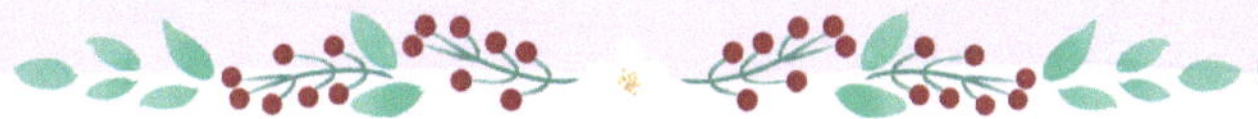

Gracias por leer este libro y por acompañarnos en este mundo educativo de NF. Como usted puede haber leído, NF puede causar muchas dificultades a un paciente, incluyendo retrasos en el aprendizaje.

Agradezco que tomes de tu tiempo para entender por lo que pasan algunos niños y adultos con NF a medida que crecen en un mundo donde pueden no tener las mismas oportunidades que la población en general debido a cómo se ven, hablan o se comportan.

Como puede ver, hay mucho más en tener manchas "café con leche" y tumores/neurofibromas en la comunidad NF. La bondad puede llevarte muy lejos; y puede cambiar el mundo.

¡Comienza contigo!

GLOSARIO

Neurofibromatosis: La neurofibromatosis es un trastorno genético del sistema nervioso. Afecta la manera en que las células crecen y se forman y provoca el crecimiento de tumores en los nervios. En general, los tumores son benignos (no cancerosos), pero a veces pueden convertirse en cáncer.

La neurofibromatosis se puede heredar de los padres o puede ocurrir por una mutación (cambio) en los genes. Si usted tiene esta afección, puede transmitirla a sus hijos.

Existen tres tipos:

- Tipo 1 (NF1), que provoca cambios en la piel y deformidades en los huesos. Suele comenzar en la infancia. A veces, los síntomas/indicadores están presentes al nacer.
- Tipo 2 (NF2), que causa pérdida del oído, zumbidos en los oídos y problemas de equilibrio. Los síntomas suelen comenzar en la adolescencia.
- La schwanomatosis provoca un dolor intenso. Es el tipo menos común.

Condicion genetica: Una condición genética ocurre cuando usted hereda un gen alterado (cambiado) de sus padres que aumenta su riesgo de desarrollar esa condición en particular. Sin embargo, no todas las condiciones genéticas se transmiten de sus padres, algunos cambios genéticos ocurren al azar antes de que usted nazca. Muchas condiciones de salud se producen en las familias. Las condiciones genéticas a menudo se llaman hereditarias porque pueden transmitirse de los padres a sus hijos.

Tumor/Neurofibroma: Tumor benigno que se presenta en las células y tejidos que revisten los nervios.

Sistema nervioso: Red organizada del tejido nervioso del cuerpo. Incluye el sistema nervioso central (el encéfalo y la médula espinal), el sistema nervioso periférico (nervios que se extienden desde la médula espinal al resto del cuerpo) y otros tejidos nerviosos.

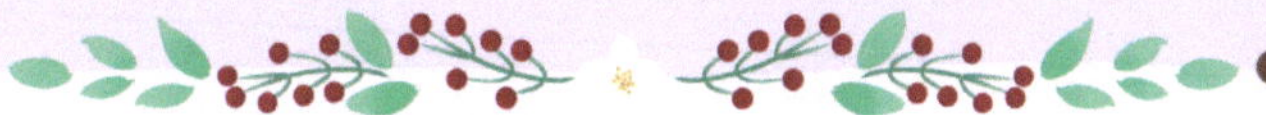

Manchas "Café au lait": Las manchas café con leche son manchas de nacimiento pigmentadas. El nombre café con leche en Frances (café-au-lait) hace referencia a su color marrón claro. Las manchas cafés con leche pueden deberse a causas diversas y no relacionadas entre sí.

Seis o más manchas cafés con leche mayores de 5 mm de diámetro antes de la pubertad y más de 15 mm después de la pubertad es un criterio diagnóstico de neurofibromatosis, aunque se requieren otros indicadores para diagnosticar NF-1.

Se han observado múltiples manchas café con leche hereditarias sin diagnóstico de NF-1

Mutación Espontanea: Una mutación espontánea de un gen perteneciente a un cromosoma es aquella que se produce de manera inesperada sin haber sido heredada de los padres y que puede dar lugar a un trastorno o enfermedad genética.

Contagioso: es algo transmisible por contacto; contagioso; capaz de transmitir enfermedades.

Heredado: que ocurre entre los miembros de una familia generalmente por herencia; "una enfermedad hereditaria"; "rasgos familiares"; "Características de transmisión genética".

Hipotonía: Significa disminución del tono muscular.

Fisioterapeuta: Profesional de la salud con formación para la evaluación y el tratamiento de personas con afecciones o lesiones que limitan la capacidad de moverse y realizar actividades físicas.

Estrabismos: Es un trastorno en el cual los dos ojos no se alinean en la misma dirección. Por lo tanto, no miran al mismo objeto al mismo tiempo. La forma más común de estrabismo se conoce como "ojos bizcos".

Poema y fotografía de Jamaly

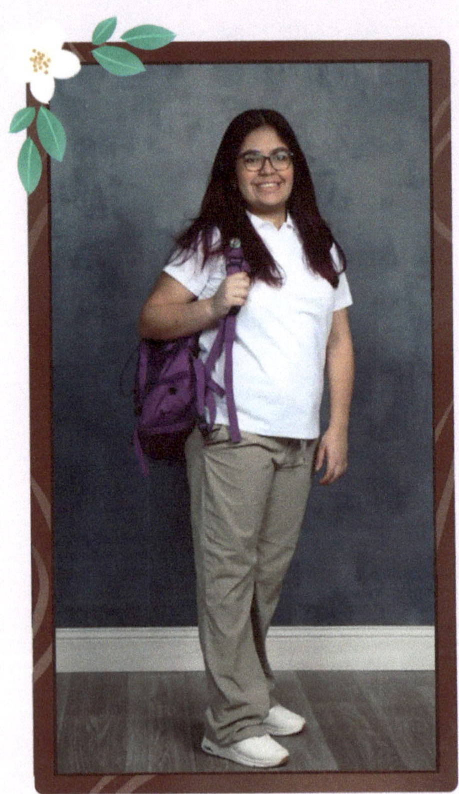

Esta soy yo

Soy fuerte,
soy inteligente,
soy diferente,
tengo esperanza, y
soy amada,
esta soy yo.

soy alegre, y
a veces tengo dolor,
pero tengo amor,
esta soy yo.

Soy una luchadora,
soy resistente, y
ganaré esta batalla,
esta soy yo.

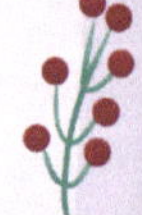

Si desea obtener más información sobre la neurofibromatosis (NF), hay muchas organizaciones sin fines de lucro y recursos que le ayudarán a comprender y ayudar a niños como Jamy. Consulte la información a continuación. Encontrarás diferentes sitios web con más información sobre NF.

Sitios web de recursos:

-https://medlineplus.gov/spanish/neurofibromatosis.html

-https://www.cancer.gov/espanol/publicaciones/diccionarios/diccionario-cancer/def/neurofibroma

-https://www.cancer.gov/espanol/buscar/resultados?swKeyword=sistema+nervioso

-https://dermnetnz.org/topics/cafe-au-lait-macule

-https://medlineplus.gov/spanish/ency/article/003298.htm

-https://www.cancer.gov/espanol/buscar/resultados?swKeyword=fisioterapeuta

-https://medlineplus.gov/spanish/ency/article/001004.htm